Juan Carlos Cozatl Cabrera

La imagen social en la medicina

Juan Carlos Cozatl Cabrera

La imagen social en la medicina

La imagen como medio indispensable para diagnosticar a los pacientes

PUBLICIA

Imprint

Cover image: www.ingimage.com

Publisher:
PUBLICIA
is a trademark of
International Book Market Service Ltd., member of OmniScriptum Publishing Group
17 Meldrum Street, Beau Bassin 71504, Mauritius

Printed at: see last page
ISBN: 978-620-2-43230-6

Índice

Introducción

Las imágenes interactúan en una diversidad de lugares, el campo de la medicina también es un sector donde se pueden ver sus aplicaciones, es un instrumento que permite a los especialistas poder explorar como están constituidas las personas para ayudar a ver cuáles son las anomalías que tienen y posteriormente proponer una conclusión.

Proporciona información que permite ver qué pasa, cualquier exceso, organismo mal desarrollado, deformación o anomalía se aprecian a partir de las imágenes, ante estos acontecimientos es de esperarse que el área de la medicina busque herramientas que permitan explorar el interior de los cuerpos a partir de diferentes equipos tecnológicos.

A diferencia de las imágenes que se crean, modifican, incluso realzan partes importantes, aquí, solo se muestra lo que hay, lo que existe, cualquier mal interpretación o desconocimiento de los elementos que conforman a una persona puede ser motivo de error y en casos extremos de descensos.

Su aportación en la medicina es fundamental, se recuerdan los libros de medicina que tenían imágenes para explicar cómo estaban constituidas las personas y en su momento eran imágenes que se vendían bien, para los dibujantes era un medio que les permitía tener ingresos económicos, se podía encontrar una imagen de cualquier parte del ser humano para poder explicarlo, al paso del tiempo dejo de ser una guía de enseñanza, empezó a formar parte de las actividades cotidianas que realizan los especialistas en medicina, actualmente se siguen presentando pero con equipos más sofisticados, esto ocasiona que surjan nuevas áreas para seguir ampliando el conocimiento a partir del estudio de las imágenes en la medicina. Aquí se muestra un ejemplo de un área donde no se le tomaba mucha importancia porque es solo un complemento que sirve de guía, sin embargo su uso y la evolución que ha tenido ocasiona que sea indispensable, ahora no se puede pensar que exista un tratamiento donde no implique una interacción de la imagen, desde el hecho de la imagen superficial que proporciona un resfriado, un hematoma o una protuberancia a la vista de un doctor, hasta las imágenes que se llevan a cabo a partir de equipos altamente especializados.

Estos datos muestran una evolución que ha tenido la imagen, pero también hace reflexionar si todavía existirá una nueva evolución, y si la hay cual será, una directriz es pensar que la imagen se va adaptando a los cambios tecnológicos que van surgiendo en la sociedad y por lo tanto es una disciplina que siempre va a existir, y en un futuro cercano o actual va a dar mayor auge a las imágenes virtuales creadas en tres dimensiones, además se piensa que la imagen va a dejar de ser plasmada en materiales sólidos para dar paso a una era de imágenes virtuales.

El estudio analiza el contexto social que tiene que pasar una persona para saber cuáles son los acontecimientos sociales que interactúan antes de recibir un tratamiento que implica la aplicación de las imágenes, aquí se podría analizar la diversidad de imágenes que se exponen, pero el estudio se ampliaría, por lo tanto se limita a las imágenes en el interior del hospital y en los equipos que se utilizan para crearlas.

Para tener un acercamiento con el tema de estudio se acompaña y analiza la información de una paciente que se encuentra en tratamiento en el Instituto Nacional de Cancerología, esto permite saber cuáles son los pasos que siguen para dar un diagnostico a partir de imágenes como medio de información.

Este libro va dedicado a Alejandra G. E. y a todos los guerreros y guerreras que luchan contra este padecimiento, enfermedad que si no se detecta a tiempo puede considerarse como síndrome de Schopenhauer.

Aspectos sociales de personas con cáncer

Existen aspectos por corregir para perfeccionar el sistema que se lleva a cabo en el estudio de personas que tienen enfermedades cancerígenas, de antemano, uno de los factores principales es el exceso de población con esta enfermedad, esto ocasiona que en el Instituto Nacional de Cancerología se controle la entrada a personas que quieren ingresar, aquí se tiene que levantar temprano para tener la oportunidad de tener una cita, ya logrado esto puede empezar a realizar el seguimiento, si lo enfocamos en clases; sería clase baja, clase media, clase alta e incluso clase burguesa, sin embargo estas dos últimas clases tienen mayor oportunidad de concluir su tratamiento por la comodidad que implica poder pagar todo el procedimiento que se lleva a cabo. Ya que no es solo pagar lo que se refiere a consultas, también se requiere tomar en cuenta el pago de hospedaje, pasajes, cuidado de la persona enferma, hay que contemplar que su tratamiento no dura un día, pueden ser semanas, meses o años, esto implica un coste monetario elevado y ocasiona que las personas de escasos recursos no culminen el tratamiento, dejando que la enfermedad continúe con su desarrollo.

Otro factor a considerar es el poco o ningún compromiso que tienen las instituciones que se dedican a brindar salud, el enfoque ético es que todas las personas tienen derecho al sector salud, sin embargo, se rigen por factores económicos, ya sea por equipo, medicamentos o mayores espacios por la inmensa cantidad de personas que llegan. Existen instituciones que se rigen por los impuestos que proporcionan los trabajadores, sin embargo por la cantidad de personas que dependen de este sector ocasiona que algunas veces no se den abasto, esto lleva nuevamente a crear filas para poder acceder, dando preferencia a los que tienen la enfermedad más avanzada. Aquí los familiares tienen que realizar el papel de enfermero (a) para estar alerta de todo lo que le pase al paciente, y es común que se queden de día y noche, esta situación no debería de pasar, pero quien tiene mejor cuidado que un familiar, porque lo hace por mantener y preservar la vida de un ser querido, mientras para una enfermero (a) es para tener ingresos económicos y se puede volver monótona, incluso tediosa o desagradable cuando no tiene la vocación de ayudar[1]. Además hay que mencionar que a veces los familiares no tienen tiempo o lo hacen sin compromiso, después de todo desequilibra las actividades que realizan cotidianamente.

Mientras tanto, el cáncer es una enfermedad que sigue creciendo en México, esto ocasiona que sigan saliendo nuevos términos, entre ellos se encuentra "una enfermedad catastrófica" o "enfermedades raras o huérfanas" la primera más bien sería enfermedad catastrófica

[1] Es obligación de los ciudadanos checarse constantemente para mantener su salud, principalmente cuando son mayores, sin embargo; como no es obligatorio y no hay fechas establecidas, muy pocas veces se cumple. Cuando uno es dependiente de padres, se otorga una cartilla para exigir que se cumpla la aplicación de vacunas correspondientes, este documento se debería de prolongar en todo el lapso de vida de las personas, a partir de chequeos obligatorios en determinados tiempos. Después de todo crecer no es un impedimento para dejar de tener lo servicios que ofrece la salud.

lenta y agonizante, a voces populares se menciona, —la mejor muerte es la que es rápido, sin sufrimiento, sin dejar pobre a la familia— como una opción si se tuviera la oportunidad de elegir, pero en el caso del cáncer hay que tomar en cuenta que no es solo el tiempo que dura la enfermedad sino también el gasto considerable al momento en que la persona perece[2]. Esto hace recordar las narraciones de Schopenhauer, donde da a entender que no es solo matar a la persona sino hacerlo lentamente, si se quiere seguir contribuyendo con términos en la sociedad, sería; las personas que tienen cáncer maligno y no son tratadas a tiempo, viven el síndrome de Schopenhauer. Donde la enfermedad avanza lentamente, principalmente cuando tiene una enfermedad en fase terminal. El tratamiento con personas que apenas tienen síntomas de cáncer se puede curar, pero cuando ya está muy avanzado los doctores optan por decirles a los pacientes que ya no hay solución, esto hace que la enfermedad vaya consumiendo al paciente lentamente. Una respuesta común que dan los doctores en estos casos es: —mejor lléveselo a su casa— esto implica que ya no tiene que pagar gastos por tiempo que pase en el hospital y ese pequeño lapso de vida, pasarlo mejor con sus seres queridos.

Por lo tanto la sociedad no está hecha para todos los ciudadanos, solo para los que pueden pagarla, una gripa, considerada como una enfermedad insignificante, si no es tratada y los medios económicos no permiten curarla, además se encuentra en un contexto social donde

[2] Los gastos se realizan a partir de: el lugar donde falleció hasta la funeraria, preparación del cuerpo, gestoría y trámites, cremación o ataúd, más una noche para velarlo a cuerpo presente, y si a esto se agrega 10 días más para hacer rosarios, se calcula un costo aproximado de $50.000 pesos más el gasto del tiempo en que estuvo en tratamiento.

contribuye a que se siga desarrollando, prácticamente se vuelve una enfermedad que podría ser catalogada como: síndrome de Schopenhauer, es decir, una enfermedad que mata lentamente.

Una forma como han logrado mediar con esta enfermedad, es a partir de cuidados paliativos, sin embargo estos deben de ser acompañados de una infraestructura adecuada, con personas especializadas, aquí debería de ver centros de entretenimientos basados en diferentes actividades gratuitas, que ayudara a las personas a olvidarse por un momento de las enfermedades que padece, sentir que por el momento está viva, es un área que debería aprovecharse como medida para tener mejor calidad de vida y no como un área que se utiliza para tener ingresos económicos, esta área es la que ha sido olvidada, no se le ha puesto interés, incluso debería de incorporarse no solo en hospitales sino en los contextos urbanos como medida de relajación ante el sometimiento forzado de estrés que rigen las ciudades, esto disminuiría considerablemente la cantidad de agresividades que ahí, sin embargo al menos en los hospitales se debe de tener en cuenta, no solo como medio de terapia, sino como una actividad que permite realizar lo que le gusta durante el poco o largo tiempo que le queda de vida, las motivaciones y los consejos ayudan, pero también realizar actividades que personalmente les gustan o quieren aprender. Esta segunda actividad permite seguir especializándose sobre áreas de su interés, tomando en cuenta que no todos son sociables.

Como este planteamiento está difícil de realizarse a corto plazo, como alternativa se aconseja que la persona, dependiendo del tipo de cáncer y tiempo, escoja un proyecto de vida a realizar, y que tiene que concluir o seguirlo lo más que se pueda, como pueden ser: viajes, aprendizaje de algo, enseñanzas, conocimiento de países, visitas de familiares en diferentes lugares, aprender a bailar, andar en un crucero, es como brindarles una oportunidad de que conozcan que está pasando en la vida, por un momento olvidarse que están enfermos. Ya sea con un subsidio que cubra los gastos o pases especiales que permita asistir a lugares de entretenimiento.

Hospitales de cancerología

De acuerdo al Instituto Nacional de Estadísticas y Geografía, las principales causas de muerte de los mexicanos en 2017 son: Enfermedades del corazón, diabetes mellitus, en tercer lugar tumores malignos (cáncer) en el caso de los hombres el cuarto lugar lo ocupa agresiones (homicidios).

Esto implica tener más apoyo en las áreas que requieren mayor atención, en el caso de estudios de cáncer, de acuerdo al Instituto Nacional de Cancerología (INCan) existen 41 centros estáteles para atender a las personas, sin embargo se debe de poner más instituciones en los lugares donde son más demandadas, ya que el equipo no es suficiente debido a la cantidad de personas que ingresan a realizarse estudios para su tratamiento.

El centro oncológico mejor equipado de América Latina de acuerdo a datos obtenidos del Gobierno del Estado, Secretaria de

Salud, es el Instituto Nacional de Cancerología (INCan) Ubicado en Av. San Fernando No. 22, Col. Sección XVI, Del. Tlalpan, C.P. 14080 Ciudad de México.

Sin embargo no es suficiente, a pesar de que se han hecho actividades para tener un control de la enfermedad tanto estadísticos como equipamiento, un ejemplo es el convenio que realiza el IMSS-INCA el 2018 en Mérida, Yucatán, que se muestra en la página web imss.gob.mx donde se busca fortalecer el registro nacional de cáncer.

Además existen otras instituciones que tratan enfermedades oncológicas como el Hospital de Oncología del Centro Médico Nacional Siglo XXI, que es digno de mencionarse ya que:

> Realizan estudios de vanguardia con aceleradores lineales; [...] [además tiene] sala de quimioterapia ambulatoria, Radio Cirugía y Cyberknife, tecnología con la cual se proporcionan tratamientos no invasivos a tumores cancerosos en cualquier parte del cuerpo.

Y al parecer también tienen convenios con el IMSS porque como continúan mencionando:

> El Director General del Instituto Mexicano del Seguro Social (IMSS), Tuffic Miguel, inauguró tres nuevas aulas de enseñanza en el área académica del Hospital de Oncología del Centro Médico Nacional Siglo XXI, a fin de fortalecer la especialización de médicos residentes, que se capacitan para brindar un mejor servicio a pacientes con cáncer.

—Quizás esta sea la causa de no ser bienvenidos los pacientes que van al hospital INCa y cuentan con seguro social ya que tiene sus propias instalaciones. —

Aun así en pláticas de opinión publica mencionan casos donde prefieren que se les atienda en el INCa aunque cuenten con seguro social, entre comentarios están: "mal servicio", "hay te matan", hay que tomar en cuenta que siempre van a ver comentarios buenos y malos, sin embargo llama la atención como las personas son capaces de renunciar a su trabajo, incluso divorciarse para poder renunciar a sus derechos del IMSS o ISSTE e incorporarse al INCa.

Para su ingreso basta tener diagnóstico oncológico (cáncer) confirmado, posteriormente empiezan los estudios. Aunque en la página web de incan.salud.gob.mx menciona algunas limitantes como:

> El Instituto Nacional de Cancerología da prioridad de atención a la población carente de seguridad social. Si usted es derechohabiente de IMSS, ISSSTE, PEMEX, o está siendo atendido (a) en Hospital General de México, Hospital Juárez; SE LE RECOMIENDA CONTINUAR SU ATENCION EN ESAS INSTITUCIONES.

Aquí llama la atención porque son instituciones donde el tratamiento prácticamente esta pagado, mientras que en el INCa algunas veces se tiene que pagar, por consulta, medicamento o tratamiento, esta situación es complicada para los pacientes, llevar los gastos para tener un tratamiento completo es caro, no solamente es los pagos que se hacen, sino el cambio de vida que se tiene que realizar, los cuidados en casa, la alimentación, gastos de transporte, siempre tiene que ir acompañado de una persona, esto implica que tiene que disponer de su tiempo y sus actividades. En los últimos de los casos tiene que ir solo si no encuentra con un acompañante[3].

[3] Aquí se debería proporcionar ambulancias a los pacientes para que vayan acompañados de un familiar en su traslado de ida y regreso, esto ayudaría considerablemente, ya que los carros no cuentan con los espacios, equipos y personas calificadas para llevar a cabo esta función. Hay que considerar que llegan pacientes de diferentes edades, incluso de mayor

Otro dato que llama la atención es la información que proporciona la página web del Instituto Nacional de Cancerología cuando menciona:

> El Instituto Nacional de Cancerología, exhorta a la ciudadanía del interior de la República Mexicana a revisar el listado de los Centros Estatales Oncológicos, en los cuales recibirá la atención necesaria para este padecimiento.

Porque a pesar de haber varios Centros Estatales Oncológicos donde pueden ingresar, se considera el INCa uno de los mejores, cabe mencionar que se encuentra en una ciudad donde se puede encontrar prácticamente todo lo que se necesita, desde medicamento, transporte, incluso debido a la gran demanda que tiene, las personas que trabajan en este centro suelen tener más experiencia y muchas veces no se dan abasto. Además en la ciudad existe una alta demanda de personas que quieren trabajar, esto ocasiona que se tenga la opción de escoger a los mejores, los que no lo logran buscan opciones alternas, ya sea de menor prestigio o lejos de su lugar de origen, esto no quiere decir que

---

edad con problemas de movimiento, además existen pacientes que ingresan en sillas de ruedas. Esto contribuiría enormemente en la mejora del servicio, ya que es complicado pagar los servicios de un familiar o transporte para llegar, además se reduciría el tiempo de las personas que llegaran tarde o no llegaran, Incluso las áreas aledañas a los hospitales tendrían mejor circulación ya que disminuiría la cantidad de carros que se encuentras estacionados, este factor hace que se dificulte encontrar un lugar para estacionarse y ocasiona que se escojan calles aledañas para poderlo dejar. Otra circunstancia que genera el tráfico vehicular son las personas que cobran por cuidar los transportes mientras llegan los dueños. También hay que considerar que las personas tienen que pagar gastos cuando están en "tratamiento" y esto disminuirá el porcentaje en el transporte.

Se cree que una agonía prolongada es cuando una persona sabe que se va morir pero no sabe cuándo, platicar con una persona que sepa mediar la situación y hacer ver que hay motivos para seguir adelante puede ser una ayuda invaluable para las personas que tienen cáncer. Es por esto que se recomienda un conductor, un enfermero y una persona calificada para lidiar con estos temas. Además de la comodidad que puede brindar un espacio para olvidar aunque sea por un instante que padece un mal.

se cumpla en un cien por ciento, hay personas que tienen excelentes capacidades y optan por lugares lejanos, incluso otras instituciones.

Una característica que se aprecia cuando se llega a las instalaciones es que se ven personas de diferentes estados económicos, y la única diferencia que se aprecia es ver quien está más invadida por el cáncer, —si hubiera una palabra que decir para explicar el ambiente que se siente, se escogería compadecer—.

Por demanda de servicio tuvo que ser expandido el edificios del INCa, actualmente hay dos, se conocen como edificio nuevo y edificio viejo, las consultas son en el edificio viejo, aquí se realizan tratamientos de cáncer en la piel y partes blandas, y cuenta con servicio de comedor.

En el edifico nuevo se hacen análisis y están los laboratorios, además se realizan tratamientos de cáncer en garganta y pulmón, se puede llegar a cada edifico por un puente que conecta los dos edificios o por la parte de abajo cruzando la calle.

De acuerdo a la política de ingreso para pacientes que solicitan cita, el horario de atención es de lunes a viernes de 08:30 a 13:30 hrs. Sin embargo se debería prolongar también los sábados y domingos por la alta demanda que tiene.

Los hospitales, lugar que recurren por necesidad los pacientes y familiares, está hecho para pacientes con dolencias, sin embargo también requieren de personas que estén a cargo de cómo se van desarrollando las cosas o cuestiones de papeleo, son enfermos pero también son seres humanos que requieren de estar con alguien, principalmente alguien con quien se sientan queridos, saber que no están solos e incluso que le dé palabras de motivación, esta parte es donde los hospitales están poco preparados, ante todo el complejo que se requiere para llevar cabo el desarrollo de un hospital, no existe una área adecuada destinada para estas personas.

En este sentido los hospitales deberían de tener áreas de alojamiento para personas que acompañan a los pacientes, aquí es común que se pueda ver a familiares durmiendo en el piso de la sala de espera, en las banquetas, incluso acampando fuera del hospital para estar cerca de sus familiares enfermos y estar al pendiente de todo lo que pasa.

Otro punto a considerar es la comida, los hospitales deben tomar en cuenta que los visitantes no solo se quedan una hora o un día, su estancia se puede prolongar en tiempo indefinido, esto ocasiona que deban tener un área de comedor, si en las universidades en la mayoría de los casos los alumnos solo están un día completo, cuenta con comedor para desayunar y comer, porque no contar con un comedor donde las personas están en tiempos prolongados, tomando en cuenta que son para personas que muchas veces son de pocos recursos económicos. Esta situación que no debería de existir ha ocasionado que se desarrollen nuevos fenómenos sociales, principalmente por actividades enfocadas al consumo, a partir de negocios como: puestos de comida, dulces, flores y refrescos.

Mientras no se desarrollen estos recursos las personas que tienen la labor de cuidar a sus pacientes pueden adquirir enfermedades por falta de alimento, sueño, entre otros, es decir se cuida a un paciente para generar enfermedades en sus cuidadores, incluso se puede mencionar la enfermedad de la gripa por estar acostados en el piso, aquí habría que hacer un estudio profundo de la inclemencias que tienen las personas que tienen la necesidad de cuidar y estar al pendiente de lo que pasa. En la mayoría de los casos se quieren quedar más tiempo pero las noches de las desveladas así como los estragos del hambre no se lo permiten. Esta situación inhumana es la que hay que tomar en cuenta, y si después de este martirio se agrega el descenso del familiar es prácticamente algo insoportable que ningún ser humano debería de pasar. Si el golpe de un ser querido es doloroso hay que agregar las condiciones que la sociedad agrega para hacer más insoportable este dolor.

En este contexto llama la atención el área *Plaza del Médico* que se encuentra entre los dos edificios de cancerología, parece un parque de damnificados por las personas que se encuentran en el lugar, están las que traen casas de campaña para hospedarse, vagabundos que aprovechan el lugar para dormir, personas platicando, incluso con bata de enfermería, pacientes que se sientan en las bancas con su tanque de oxígeno y las personas que aprovechan este lugar para descansar e ingerir sus alimentos. A esto hay que agregar los comedores móviles que reparten comidas sin ningún costo.

Aquí las personas que interactúan en sociedad se van adaptando a los acontecimientos que se van suscitando, tienen que buscar espacios para poder llevar a cabo actividades que se consideran indispensables para poder seguir conviviendo, lo ideal sería que todo estuviera planeado para integrarse en una sociedad donde se toma en cuenta los acontecimientos que pasan o pueden pasar, pero son tan diversos y variados que los ciudadanos tienen que adaptarse al contexto social que se les presenta para poder seguir interactuando, y lo hacen a partir de espacios que no necesariamente están implementados para satisfacer sus necesidades.

Trayectoria al Instituto Nacional de Cancerología

En el transcurso se aprecia una diversidad de acontecimientos que tienen que pasar las personas para llegar a su destino, primero se toma la ruta de transporte público (RTP) con dirección a observatorio, en la parada se aprecia una persona al parecer menor de edad y una mayor sentada en un escalón de cemento de una tienda cerrada, no se mueve, trata de esconder parte de su rostro con sus brazos, —quizás sea por el frio— cuando llega el transporte ya había más personas esperando, se suben todos y las dos personas esperan hasta el último momento para subirse, el menor duda y dice —mejor no, hay que esperar el otro— pero el mayor le contesta que se suba, antes de esto pasa un joven con un celular y audífonos escuchando música, el menor le dice a su compañero "como ves" y moviendo la cabeza le dice que no. —En este contexto hay una línea muy delgada entre tomar las cosas en serio o en broma— solo falta continuar con la plática para saber el verdadero objetivo, pero cuando no lo hay, el comentario pierde interés.

Un pasaje que narra lo que acontece en las urbes es el que menciona Armando Ramírez (2007) en *Chin chin el teporocho*, cuando habla de las condiciones que tiene que pasar un trabajador cuando toma el transporte público, aquí expresa la serie de acontecimientos que pasan en un lugar tan reducido, como: cansancio, monotonía, hastío de tener que realizar siempre la misma rutina para llegar a un lugar donde ejerce una actividad que muchas veces es de desagrado, esto ocasiona que siempre estén de mal humor[4].

Ya subiendo al transporte después de pagar, uno se pasa hasta el fondo de forma rápida, mientras el más chico comienza a decir: "haber ya se la saben saquen las monedas plateadas y doradas y no se hagan "pend...." porque paso a su lugar y los basculeo." Al oír estas palabras la actitud de las personas es como de tensión, aunque empiezan a sacar monedas aparentando tranquilidad, mientras algunas solo se quedan quietas esperando que no les digan nada para no dar monedas, las que están sentadas empiezan a sacar cambio y se lo dan, las que se encuentran en medio y tienen la posibilidad de cubrirse con las demás personas solo esperan que no les pidan, la actitud de la persona que pide dinero no es ver directamente a la cara[5] solo extiende la mano y ve

---

[4] En la sociedad existe diferentes personas que se dedican a pedir dinero en los transportes, están: los agresivos, alcohólicos, marihuanos, migrantes, cantantes, payazos, religiosos, sordomudos, vendedores, personas que llevan una receta médica, los que traen cuchillo y armas de fuego, estos últimos exigen carteras y celulares.

[5] Es bien visto que las personas cuando hablen se miren a los ojos, pero cuando no se habla es como una ley no establecida mirar a los ojos, es ofensivo y agresivo. En los asaltos

las monedas que les van dando, cuando son de valor de un peso espera que sean más de dos, pero cuando son de 5 o 10 pesos su semblante cambia por uno de asombro y alegría. —Las personas que ya saben, siempre cargan "cambio" de un peso, aproximadamente 5 monedas para dar, las que no, son más complacientes— un dato que llama la atención, es que parece como si existiera un acuerdo entre las personas que piden dinero, porque inmediatamente que se bajan; en la siguiente parada, —tiempo que tienen para recaudar las riquezas— se suben dos actores de la calle disfrazados de payazos y dos personas que profesan el cristianismo con sus canciones, llama la atención porque es como si existiera un acuerdo para sacar dinero de las personas, por una parte el asalto por medio de palabras, posteriormente para amenizar el asalto ya sea con la religión o haciendo reír a las personas, se busca relajar la tensión del momento, claro; con su respectiva cooperación económica, los cristianos cantan dos canciones y algunas personas les dan monedas, —todavía sigo pensando si fue para que los protejan de los asaltos o para que no cambien de camino y luego se dediquen a asaltar.—

En el caso de los asaltantes solo piden monedas sin llevarse carteras o identificaciones porque son objetos que pueden identificarlos cuando los agarra la policía, así pueden decir —yo solo pedí dinero y

---

es una agresión mirar a los ojos, es sinónimo de reconocimiento, en automático hay que mirar hacia abajo, aunque la cara no se incline la vista sí. Mirar a los ojos podría ser motivo de perder la vida.

ellos me dieron— después de todo no hay agresión material, aunque si hay agresión psicológica[6].

Aquí los cristianos tuvieron que llegar a un acuerdo para ver quien actuaba primero si ellos o los payazos, posteriormente es el momento de los segundos, para llamar la atención de los usuarios dicen palabras agresivas como; saquen carteras y celulares y después se ríen, como mencione anteriormente "solo falta continuar con la plática para saber el verdadero objetivo, pero cuando no lo hay, el comentario pierde interés."

Y empieza la "función" entre los chistes que dicen se recuerda uno: "PAN PRD y PRI si soy una loca lo soy solo para tiii." Y otro que dice: "Sé que les va a impresionar y doler la noticia, pero sí, sí soy casado y tengo tres hijos." Su vestimenta era normal la única diferencia es que tenían la cara pintada. Se continuó con el trayecto hasta llegar a avenida Tlalpan y de ahí se tomó otro transporte hacia al Instituto Nacional de Cancerología.

---

[6] Haciendo preguntas sobre la experiencia vivida, llama la atención los comentarios que realizan algunas personas. "Es normal que intimiden a uno, así los demás empiezan a dar el dinero más rápidamente" o "No es la primera vez que lo hacen, ya son varias, luego los agarran y los sueltan". Sin embargo había pasajeros que por su estatura y complexión no les era muy preocupante la situación, al menos exteriormente, además de haber pasajeros que tenían cara de maleantes. A estos generalmente no se les molesta, pero tampoco hacen nada por detener la situación, es como un acuerdo no escrito donde se dice: no intervengo pero no te doy nada.

Seguimiento de terapia de un paciente con cáncer nivel dos en partes blandas

Otro factor a considerar es le preparación que debe tener el paciente antes de realizarse estudios de cualquier tipo, es decir desde la primera muestra de sangre hasta los demás estudios, ya que el tratamiento es largo y la alimentación debe de ser acorde a la terapia que va a recibir, como ejemplo las quimioterapias requieren que las personas se preparen tanto física como mentalmente, estos datos a pesar de que los da el doctor, también se dan de boca en boca de acuerdo a experiencias de los pacientes o familiares que tienen esta enfermedad, incluso hay páginas de internet que muestran medicamentos naturales que ayudan a combatirlo, aquí hay que tener cuidado y no dejarse llevar por engaños.

Entre algunos consejos están; evitar la leche, tomar calcio, sábila, comer víbora de cascabel, estos datos se consideran recetas por proporcionar información al paciente en su afán de curarse. El uso de internet también propicia que las personas tengan mayor conocimiento de lo que implica la enfermedad así como la secuencia que va a tener, es un medio de información que además permite entender el lenguaje que utilizan los doctores y saber qué es lo que está pasando.

En el inicio de la terapia primero se realiza un estudio previo de resonancia magnética de pierna simple hecho el 01 de abril y entregado el 04 de abril del 2019 para comprobar que se trataba de un tumor, en los laboratorios *Jenner*[7].

Posteriormente la tarjeta de citas es expedida con fecha nueve de mayo de dos mil diecinueve en el hospital de cancerología, los datos del paciente que tiene en la portada es: fotografía, número de folio con código de barras, nombre, sexo, fecha de nacimiento, procedencia, nivel de cáncer, en este caso nivel 2 abajo un texto que dice piel y partes blandas, y fecha de emisión, además del sello del instituto. Estos datos se imprimen en un papel con adherencia y se pega en la tarjeta de citas.

Para tener acceso es importante traer una constancia de no derechohabiente del IMSS o ISSSTE y no tener seguro médico al menos que sea seguro popular.

Aquí es común que se adelanten un poco las fechas de consulta o se atrasen, dependiendo las personas que lleguen a tomar su cita, porque cuando tienen que llevar un medicamento y no lo traen, su cita puede postergarse o repetirse el estudio por no servir para lo que se necesitaba, como el estudio que se analizó el 21 de mayo de 2019 de biopsia, no sirvió porque no lo hizo bien la doctora, era tejido crónico inflamado. (Esta información no le sirvió al doctor para saber lo que está pasando) y se volvió a realizar otro estudio de biopsia. Incluso el día miércoles 19 de junio de 2019 a las 11:40 a.m. se analiza otro estudio

[7] "Los sarcomas de tejidos blandos se pueden originar en tejidos blandos, como los tejidos adiposos, musculosos, nerviosos y fibrosos, así como en los vasos sanguíneos o los tejidos profundos de la piel." Para mayor información véase: https://www.cancer.org/es/cancer/sarcoma-de-tejidos-blandos/acerca/sarcoma-de-tejidos-blandos.html y su tratamiento según la etapa de los sarcomas de tejidos blandos en: https://www.cancer.org/es/cancer/sarcoma-de-tejidos-blandos/tratamiento/segun-la-etapa.html consultado 19/08/2019

de biopsia y tampoco sirve, esta cita se programa nuevamente para realizarse el 21 de junio del 2019 y el 15 de julio tiene una cita de ultrasonido, aquí va a ver si se pueden hacer las dos juntas y solo faltaría tomografía.

El 21 de junio de 2019 se realiza biopsia y ultrasonido, sacan sangre y seis muestras de tejido de pierna, para hidratar el cuerpo le colocan suero, -le va a doler un poquito- ¿por qué no sirvió la primera? No sirvió porque solo fue tejido inflamado. Saca el tejido con una pistola similar con que perforan los oídos, sacaron 6 muestras, —otro disparo porque no salió completa, ya merito ya vamos a terminar—.

En las últimas dos ya no se aguantaba el dolor los dientes temblaban, —haber ya terminamos, poco a poco se va volteando— —ya vio el ultrasonido, parece un nido de pájaros, y se le ven hoyos por dentro. Ya le hicieron los otros, toca electrocardiograma, pulmón, paso por una tomografía completa, es importante porque es el análisis principal, ahora el 17 que entra porque ahorita está muy saturado— oprime el tumor y le duele —tiene que hacerlo para ver porque esta tan duro y grande—. El doctor que hizo la biopsia es cirujano, los demás son ayudantes, le dan gracias y el doctor contesta; de nada para eso estamos, para ayudar[8], —para el dolor puede tomar paracetamol—.

---

[8] Hasta la fecha que se estaba recabando información van seis meses y todavía no había ninguna quimioterapia u operación, por considerar que el tumor no era maligno, –no se preocupe, preocúpese cuando cambie de color– actualmente se detectó otro cáncer en el ovario, lo cual ocasionó que se suspendiera el tratamiento del sarcoma del muslo derecho, para darle prioridad al cáncer en el ovario. La persona que atiende en gestoría al ver el

Estudio de caso como apoyo en la investigación

Después de la visita de campo, se aprecia que las imágenes son un medio importante en el INCa la primera imagen que se visualiza en el edificio es un logo que contiene dos serpientes, como símbolo de la institución. En su interior existen colores armoniosos para amenizar el lugar, incluso hay imágenes que sirven de referencia para ayudar a los pacientes a que realicen sus estudios, se basan en imágenes colocadas en el piso, constan de huellas de pies en donde se dirigen los pacientes dependiendo de la actividad que vayan a realizar, esta de color rosa que tiene la dirección de clínica de mama, catéteres y quimioterapias, en el extremo superior derecho contiene texto que dice: nueva torre de hospitalización, segundo piso. De color azul con dirección a imagenología y atención inmediata, en el extremo superior derecho contiene texto que dice: nueva torre de hospitalización planta baja y color amarillo que indica hacia citología, laboratorio clínico y patología, en el extremo superior derecho contiene texto que dice: nueva torre de hospitalización, primer piso. En algunos casos el color rosa, amarillo y azul se representan en flechas, como en el transcurso del puente que conecta las dos torres. Aquí las imágenes tienen la función de llevar a las personas a los lugares indicados para continuar con sus trámites, ya sea servicio de: consulta, pago, medicamento o tratamiento. A pesar de

historial del paciente, se le humedecen los ojos, se le hace un nudo en la garganta y solo se atreve a decir, —lo que pasa es que no me siento bien—.

que es una guía indispensable también deben de saber el orden que debe de tener, por ejemplo sacar cita cuando haya tiempo disponible y posteriormente ajustar las demás consultas. Las personas de nuevo ingreso son los que tienen más problemas en adaptarse en los procedimientos que se deben realizar.

Si no existieran las imágenes sería un caos, al menos en los primeros días mientras conoce el lugar, hay que mencionar que se tienen que realizar recorridos en dos edificios y su tamaño es enorme, para llegar de un lugar a otro se tiene que caminar, subir escaleras o elevador, hacer filas, aquí se debe de tener cuidado de escoger la fila correcta ya que una equivocación puede ocasionar que pierda tiempo y se prolongue su consulta. Este factor es tedioso y cansado, incluso personas se han equivocado por no tener un orden en sus consultas o no contar con los medicamentos que se piden para poder tener su consulta. Hay que tener en cuenta que los pacientes no están en un cien por ciento bien, a esto hay que agregar la preocupación que traen desde sus hogares y de su salud, —en el caso de los medicamentos hace recordar las operaciones que se realizan en instituciones, por ejemplo sacar dinero del banco, uno pide dinero y el que atiende se encarga de sacar el dinero, contarlo, sacar el tique de recibido para firmar, contar el dinero nuevamente y posteriormente darlo, nada más que si aplicamos el procedimiento que utilizan, sería pedir el dinero, uno sacarlo de donde lo tienen, dárselo al cajero para que lo cuente, imprimir el papel de recibido, dárselo al cajero para que nuevamente lo otorgue junto con el dinero, posteriormente uno contar el dinero para ver si está completo y firmar de recibido—.

Estas imágenes son de primera instancia posteriormente las imágenes que se desarrollan a continuación se enfocan en la disciplina de la medicina, principalmente en el área de imagenología donde su entendimiento es de vital importancia para continuar con el tratamiento de los pacientes.

Las imágenes que interactúan en la medicina

En términos generales se puede decir que las imágenes en la medicina se utilizan para el estudio del interior del ser humano, y se basan en métodos enfocados en radiaciones ionizantes[9], esto ha permitido comprender elementos anómalos, los estudios ionizantes se desarrollan del conocimiento del núcleo de los átomos a partir de sus cargas positivas y negativas[10].

Las radiaciones que se imparten en estudios de (rayos UV, rayos gamma, rayos X)[11] se desarrollan a partir de ondas electromagnéticas y es lo que permite crear imágenes a partir de aparatos eléctricos.

Las imágenes que proporcionan distan del entendimiento por la mayoría de las personas, son imágenes que no se ven cotidianamente, incluso son sorpresivas e impactantes al ver como esta uno constituido,

---

[9] Existen radiaciones naturales y artificiales, en pequeñas dosis no existen inconvenientes, al menos en radiaciones que no son letales, el problema es estar expuesto constantemente a las radiaciones, o someterse a altas dosis de radiación.

[10] Para su mayor entendimiento véase: https://www.frases333.com/diferencia-entre-ion-e-isotopo/ consultado 28/05/2019

[11] Para su mayor entendimiento véase: https://es.wikipedia.org/wiki/Radiaci%C3%B3n consultado 28/05/2019

se puede tener un conocimiento previo de la composición del ser humano, pero al saber que es parte de uno lo que está visualizando es lo que causa esta sensación de impacto.

Para personas que no saben de temas médicos profundos es una representación extraña, incluso rara, ya mirando detenidamente puede darse cuenta que hay elementos que conoce, pero no sabe su nombre —quizás de los órganos más grandes o sistema óseo pudieran facilitarle un poco la comprensión— pero se requiere de un estudio profundo saber cuáles son todos los componentes que interactúan, esta parte es de suma importancia ya que un mal diagnostico puede causar un daño irreparable, sin embargo cuando sabe el nombre de todos los órganos que interactúan y la comprensión de la lectura de imágenes, es fácil detectar las anomalías que se suscitan, incluso empezar a comprender su desarrollo.

En el caso de las radiografías, en sus inicios las imágenes se realizaban en vidrio, sin embargo, fue evolucionando para dar imágenes más claras, actualmente las imágenes se realizan en hojas de polietileno tereftalato conocido como (PET) y pueden tener una pigmentación ya sea gris o azul, esto permite ver que no son los colores reales con los que está constituido el cuerpo humano, es una representación que se ayuda con elementos externos. Por lo tanto, puede existir una manipulación que no repercuta con la información que se quiera dar.

Aquí la imagen está caracterizada por dos colores, pero existirá la posibilidad de poder crear imágenes radiográficas que puedan ser leídas a colores, que muestre los órganos como realmente son, a partir de rayos X, o mejor dicho; radiación ionizante, tomando en cuenta las repercusiones que se tienen al utilizar esta radiación, como menciona la Organización Mundial de la Salud:

A medida que aumenta el uso de las radiaciones ionizantes también lo hacen los posibles peligros para la salud si no se utilizan o contienen adecuadamente.

Cuando las dosis de radiación superan determinados niveles pueden tener efectos agudos en la salud, tales como quemaduras cutáneas o síndrome de irradiación aguda.

Las dosis bajas de radiación ionizante pueden aumentar el riesgo de efectos a largo plazo, tales como el cáncer.

Es importante mantener una sanación para el ser humano, pero no es justificable que para lograr una sanación se tenga que repercutir en otros sectores del ser humano, es como decir no importa de que enfermedad perezca mientras no sea a la que vino a consulta es válido, incluso hay pacientes que mencionan: “para que van al doctor si uno va por una cura y le detectan otras.” De nada sirve curar una anomalía para generar nuevas dolencias, esto es ocasionado por la falta de desarrollo tecnológico en el área de la medicina.

Además continúa mencionando: “Estudios epidemiológicos más recientes efectuados en pacientes expuestos por motivos médicos durante la infancia (TC pediátrica) indican que el riesgo de cáncer puede aumentar incluso con dosis más bajas (entre 50 y 100 mSv)[12].

---

[12] Al respecto a milisievert (nSv) La Organización Mundial de la Salud menciona: “Para medir la radiación ionizante en términos de su potencial para causar daños se utiliza la dosis efectiva. La unidad para medirla es el sievert (Sv), que toma en consideración el tipo de radiación y la sensibilidad de los órganos y tejidos.

Es una manera de medir la radiación ionizante en términos de su potencial para causar daño. El sievert tiene en cuenta el tipo de radiación y la sensibilidad de los tejidos y órganos. El sievert es una unidad muy grande, por lo que resulta más práctico utilizar unidades menores, como el milisievert (mSv) o el microsievert (μSv). Hay 1000 μSv en 1 mSv, y 1000

Hay que mencionar que los rayos X dan una rápida lectura de lo que pasa a los pacientes en su interior, incluso en las personas que se fracturan los huesos, pero también pueden ser contraproducentes ya que ocasionan el desarrollo de osteosarcoma[13], donde de acuerdo a *ECURED* se puede desarrollar por: "Tratamiento anterior de otro cáncer con radiación, en especial a una edad temprana o con dosis altas de radiación[14]."

Ante esto hay que trabajar en medios que causen menos daño posible a los pacientes, o mejor dicho que no causen daños como: Resonancia Magnética que por sus características demuestra ser idónea hasta que salga otro equipo mejor. Al respecto en *Imagenología Robustiana* menciona:

> Comprende un gran avance en el diagnóstico por imágenes médicas ya que no utiliza radiación ionizante, su funcionamiento se basa en la utilización de átomos de hidrogeno, campos magnéticos, pulsos de radiofrecuencia y antenas receptoras. Al utilizar este tipo de radiación se ha convertido en un equipo preferido por los usuarios, ya que permite realizar estudios a mujeres embarazadas, mujeres en edad fértil y niños, sin

---

mSv en 1 Sv. Además de utilizarse para medir la cantidad de radiación (dosis), también es útil para expresar la velocidad a la que se entrega esta dosis (tasa de dosis), por ejemplo en microsievert por hora (µSv/hora) o milisievert al año (mSv/año)."

[13] Para su mayor entendimiento véase https://www.ecured.cu/Osteosarcoma al respecto menciona: "Cáncer óseo que aparece por lo general en cualquiera de los extremos de la diáfisis de un hueso largo. Los huesos en los que aparece más frecuentemente son el fémur, la tibia y el húmero."

14 Para su mayor entendimiento véase: https://www.edured.cu/Osteosarcoma

problemas por dosis recibidas de radiación. Actualmente no existen estudios que comprueben lo contrario, por lo que se considera seguro en este aspecto[15].

Hay que mencionar que estos aparatos no van a curar al paciente solo proporcionan imágenes exploratorias que muestran información a los doctores para ver que tratamiento van a realizar, las resonancias magnéticas y las radiografías pueden ser ayudadas por otros elementos como color, un ejemplo de resonancia magnética se aprecia en *Resonancia Abierta Toreto* cuando dice:

> Para detectar problemas específicos, es posible que su hijo reciba una solución de contraste por vía endovenosa. Esta solución, que no provoca dolor al entrar en las venas, permite resaltar algunas zonas del organismo, como los vasos sanguíneos, para que los médicos vean más detalles en áreas específicas[16].

Por lo tanto las imágenes pueden ser manipuladas para dar información más clara, posteriormente dar un informe al doctor, cabe mencionar que la resonancia magnética nuclear, es un término que la primera vez que se escucha causa preocupación por la estigmatización del término nuclear, lo más aproximado que se tiene es la bomba atómica nuclear y bajo este principio se piensa inmediatamente en radiación.

Para tener una clara visión de lo que pasa en el interior del cuerpo humano ya sea rayos X, tomografía axial computada (TAC) resonancia

---

15 Para su mayor entendimiento véase: https://webcache.googleusercontent.com/search?q=cache:a9luSHTvmQsJ:https://imagenologia.robustiana.com/15-que-es-la-imagenologia+&cd=1&hl=es&ct=clnk&gl=mx

16 Para mayor información véase: https://www.resonanciatoreno.com/que-es-una-resonancia.html

magnética nuclear (RMN) y ultrasonido, los doctores tienen que valerse de medios que le ayuden a tener mejor visión interno del cuerpo humano, para ello se apoyan de medios de contraste o agentes de contraste, esto contribuye a que se entiendan mejor las imágenes, aquí estamos hablando de elementos diferentes que constituyen el cuerpo del ser humano para su estudio, ya no es tomar la imagen, sino alterarla para tener más claro un área en especial.

Llama la atención el elemento secundario por ser un agente externo al cuerpo, a pesar de que facilita el estudio de la imagen se debe de desechar, por ello; es importante saber si se encuentra bien los órganos que ayudan a su desecho, por lo tanto, recomiendan hacerse estudios de “creatinina” máximo cada tres meses. Es decir las imágenes que proporciona el cuerpo humano son tan amplia y variada que tienen que utilizar elementos externos para poder diferenciarlos. Aquí no basta saber cómo es la imagen de un cuerpo normal, para qué; eso solo demuestra que la persona está bien, hay que detectar en las imágenes las anomalías que se van suscitando para saber el comportamiento y posteriormente dar una deliberación.

Otra forma como se utiliza la imagen en el estudio de los pacientes se aprecia en el electrocardiograma, cuando uno ve una hoja milimétrica de color rosado, inmediatamente piensa en hacer dibujos en proporción, tomando como guía los cuadros, en la medicina estas hojas también tienen la función de servir de guía pero a diferencia de hacer dibujos proporcionales, cada espacio de cuadro da un diagnóstico del comportamiento del corazón a partir del trazo que se hace en el papel por medio de la actividad eléctrica, donde cada pulsación hace que se trace una línea isoeléctrica, entre las imágenes lineales que ayudan a entender el comportamiento se encuentran: curvas, horizontales y verticales con ángulo, el cuadriculado de la hoja también permite dar información dependiendo que altura o distancia tengan las líneas, pueden ser positivas o negativas[17]. Existe un poco de similitud con las imágenes gráficas del sonido, a pesar de que son diferentes porque el sonido se mide por altura, duración, intensidad y timbre.

Es sorprendente la magnitud que ha alcanzado la imagen en la medicina, puede dar una conclusión de la enfermedad que tiene un paciente, en las imágenes se puede ver las anomalías que tiene internamente y darle seguimiento para ver el comportamiento y posteriormente dar un diagnóstico acertado, en el caso de lesiones externas las imágenes son a simple vista pero en las internas, las imágenes son los ojos de los especialistas para poder proponer correcciones, incluso determinar si ya no se puede llegar a una cura. Un ejemplo se aprecia cuando se menciona la utilización que tiene en *Mayo clinic* cuando menciona sobre una prueba de diagnóstico por imágenes, antes de realizar una biopsia[18]. Hay que tener en cuenta que para poder

[17] Para más información véase:https://www.youtube.com/watch?v=Xl4Hmm_dwew&t=320s de acuerdo a electrocardiografía básica (parte 1 / 4) existen 12 derivaciones de un electrocardiograma estándares

[18] Para más información véase: https://www.mayoclinic.org/es-es/tests-procedures/needle-biopsy/about/pac-20394749

visualizar las muestras de biopsia se necesitan microscopios, instrumento que sirve para ver imágenes en pequeña escala[19].

La ventaja de este instrumento es que puede apreciar imágenes para detectar organismos que constituyen las anomalías, si se quiere saber el padecimiento de la persona, se puede utilizar equipo sofisticado, que sea capaz de dar lecturas impresas, pero si se quiere saber cuáles son los organismos que constituyen el padecimiento, las imágenes que proporcionan los microscopios son ideales. Por lo tanto se puede definir el estudio de la imagen en tres partes, la primera la constituyen las imágenes que pueden detectar anomalías superficiales, no requieren de equipo para visualizarlas. La segunda son las imágenes que detectan anomalías dentro del organismo, requieren de equipo especializado. Y por último las imágenes que permiten ver los organismos a nivel celular para ver su comportamiento y como están constituidos, incluso hacer pruebas para contrarrestar el organismo maligno. Una característica importante es que representa las imágenes con colores reales, incluso con movimientos.

El estudio de la imagen se desarrolla de diferentes formas, dependiendo al sector que se dirija, puede ser creada, interpretada y en este caso explicada, no se requiere crear el sistema humano, a pesar de tener un desarrollo a partir del tiempo, sigue conservando las características esenciales para su estudio, es decir la conformación de

[19] Para ver los avances que tiene el microscopio se recomienda ver la pág. Web. https://www.nibib.nih.gov/espanol/ciencia-highlights/resultados-de-biopsia-mas-r%C3%A1pidos-con-un-nuevo-panel-de-microscopios

las personas son prácticamente las mismas, conservan los mismos órganos y sistemas, para lograrlas en algunos casos se necesitan de radiaciones, es un medio que ha permitido entrar en las entrañas para analizar, comprender y dar curas adecuadas a los padecimientos que tienen, principalmente cuando se trata de anomalías cancerígenas[20], en este sentido habría que fomentar investigaciones donde se proporcionara información del cuerpo humano a partir de otros métodos.

Las imágenes ayudas a proporcionar soluciones a los doctores, si no existieran se tendría que explorar dentro del ser humano a partir de

---

[20] Las células del cuerpo humano tienden a multiplicarse cuando el cuerpo las necesita, y mueren o dañan cuando ya no se requieren. En el caso del cáncer estas células que no mueren o son dañadas se multiplican desconsideradamente creando un desequilibrio en el cuerpo humano. Otra forma de llamarlos es tumor (cuando existe una sobreproducción de células nuevas) no cancerígeno o tumor cancerígeno, es decir benigno o maligno. Los benignos mientras no presionen u obstaculicen una parte interna del cuerpo del ser humano causándole malestares, no hay problema, no se propaga. Mientras los malignos se propagan ya sea a través del tejido, el sistema linfático o la sangre, causando nuevos tumores.

Aquí es sorprendente como un organismo puede desarrollarse más rápidamente que la función normal del cuerpo humano, una herida o una lesión lleva tiempo sanar al cuerpo humano, sin embargo; un cáncer genera una información al revés, la prioridad no es curar al cuerpo humano, es retroalimentarse de él para seguir subsistiendo y propagarse, esto implica una evolución, una lucha interna entre dos organismos vivientes donde la victoria del cáncer implica la muerte de los dos. Quizás una de las respuestas para poderlo combatir es proporcionar a las células los componentes que le hacen falta para establecer la información que ayude al sistema celular a regenerarse correctamente. Como el caso de la reestructuración de la cromatina ordenadamente. Se aconseja ver *Muy Interesante "Identifican el 'talón de Aquiles' del cáncer, Destruyen células cancerosas en tan solo 3 días gracias* a una nueva técnica contra el cáncer." Por Sarah Romero véase: https://www.muyinteresante.es/salud/articulo/identifican-el-talon-de-aquiles-del-cancer-441510133135 un bisturí, esto ocasionaría que se complicaran demasiado las operaciones incluso que fuera más peligroso el remedio que el accidente, ya que el desgarre de órganos internos y los desangrados serían mayores.

Aun así falta mucho por recorrer en esta ciencia, las quimioterapias a las que está expuesta el cuerpo tienen un lado negativo, perjudican prácticamente a todo el organismo y ocasiona que implique un tiempo recuperarse de síntomas como náuseas, vómito, diarrea y fatiga, si alguno de estos síntomas se salen de control es urgente acudir al hospital. En los casos más severos puede inducir al coma, ataques epilépticos o la muerte. Sin embargo es un medio que permite analizar internamente el comportamiento de las personas.

El impacto de la imagen en el área médica ocasiona que se integren términos enfocados a globalizar estudios que requieren de imágenes como: radiodiagnóstico, medicina nuclear o radioterapia[21]. Esto permite que se creen nuevas áreas de estudio, no solo es entender la imagen que se está creando, sino saber utilizar los mecanismos para poder tomar esas imágenes. En el caso de la fotografía las "buenas" imágenes se tomaban de acuerdo al ojo experto, tomando como bases los parámetros: luz, color, contexto, entre otros, pero en la imagenología la pericia va a consistir en el buen manejo del equipo, entre mejor lo conozca ya sea por funcionamiento o por las partes que lo componen

[21] Para su mayor entendimiento véase: https://webcache.googleusercontent.com/search?q=cache:a9luSHTvmQsJ:https://imagenologia.robustiana.com/15-que-es-la-imagenologia+&cd=1&hl=es&ct=clnk&gl=mx

va a tener mejor resultados, hay que tomar en cuenta que no se crea, solo se diagnostica, y si por alguna circunstancia aparece un elemento raro en una de las imágenes, puede ser causa de un mal diagnóstico, lo que pasa en la cámara fotográfica respecto a una línea, una mancha, una tonalidad de color, a diferencia de la (imagenografía o imagenología) puede causar un descenso. Por lo tanto el área debe de tener en cuenta los principios fundamentales de los aspectos técnicos que requiere la maquinaria para su buen funcionamiento.

También existen imágenes que no son capaces de ser estudiadas por el ojo humano, para poderlas interpretar se requieren aparatos como microscopios, —la importancia del conocimiento del estudio de las imágenes ha desarrollado equipos que sean capaz de ver lo que a simple vista no se puede ver, para poder entender el mundo que vivimos, ya sea telescopios o microscopios.— en la imagenología, cuando se realiza estudios de biopsia se requiere de un microscopio para que la persona pueda saber que está pasando, aquí no solo es la imagen del paciente vista desde afuera, se requiere saber cómo se ve por dentro, ver realmente el tumor como está constituido, para poderlo entender se realiza una biopsia, donde se hace una "remoción de tejido", sin embargo a simple vista los doctores no pueden percibir que es lo que hay, necesitan de la ayuda de imágenes amplificadas para poderlas visualizar, el microscopio es el instrumento que utilizan para interpretar estas imágenes, permiten saber cómo es el comportamiento del tumor y como está constituido, aquí el conocimiento de la imagen a nivel microscópico del ser humano permite desarrollar un buen diagnóstico, es decir las imágenes solo muestran lo que hay, la interpretación va a depender de la persona que lo esté visualizando y la mejor interpretación va a depender de la visualización de los detalles.

La imagen en la sociedad medica

A diferencia de la mercadotecnia que es para vender o artística que es para interpretar, la imagen en la medicina tiene el objetivo de proporcionar información y representar lo que hay cabalmente, principalmente en el interior del ser humano, se basan en equipos especializados donde se necesitan especialistas para utilizarlas, desafortunadamente todavía no se llega a la tecnología de crear aparatos que no funcionen con radiaciones e interpreten imágenes con resoluciones de alta calidad, es decir, con el color real de cada órgano, que muestre tal cual el organismo para facilitar al doctor la lectura y evitar fallas posibles, además que sea accesible para el público en general, sin importar si tiene seguro o no, que no se tenga que suspender el tratamiento por cuestiones económicas, dejando al paciente solo una parte del estudio en imágenes porque no se pudo solventar el gasto, esto no solo lleva a dejar el tratamiento, sino que reduce al paciente a una agonía lenta y resignada. La tecnología tiene un papel importante, a pesar de que existen aparatos tecnológicos que tienen capacidades sorprendentes, también deben de apoyarse en imágenes virtuales en 3d para facilitar el entendimiento.

Hay que tener en cuenta que no importa la experiencia que se tenga en conocer las imágenes en la medicina, siempre hay elementos que se pueden esconder, a pesar de que todas las personas tienen prácticamente las mismas partes del cuerpo, cuando hay una lesión o un tumor, pueden tener varios daños que no pueden ser perceptibles. Llama la atención que hay un apartado en la medicina llamado "imagenología". Surgida como un área que ayuda a la medicina a proponer soluciones de acuerdo a lo que se aprecia en las imágenes, es como una herramienta de apoyo que permite tomar una solución antes de realizar la cura con el paciente, en este sector se debe de tener cuidado hasta en los mínimos detalles esto hace que uno se vuelva especialista en la interpretación correcta de lo que esté pasando.

Las áreas que entran en este sector son: La radiología, la termografía médica, la endoscopia, la microscopía, la fotografía médica incluso la electroencefalografía, tomografía, resonancia magnética, fluoroscopía, radiografía de proyección, medicina nuclear, ultrasonido y las áreas que tengan relación con las imágenes.

Hay que considerar que solo son imágenes en dos dimensiones, en este sentido una ayuda de las impresiones en 3d para mostrar las anomalías que están pasando podrían dar información o ayudar a hacerlas mejor entendibles para curarlas[22].

---

[22] Para hacerlo se puede utilizar el programa Radiant DICOM Viewer, aquí se ponen las imágenes en capas para formar un objeto en 3D y posteriormente imprimir. Actualmente existen impresoras 3D que pueden imprimir los tumores, incluso con diferentes colores para diferenciarlos de otros organismos.

Mientras tanto, a pesar de la información que proporciona a los doctores, las imágenes no son una verdad absoluta, como se menciona en un estudio que se realizó de resonancia magnética en la rodilla de una persona por el Dr. Manuel Gonzalez Reyes [23], en este caso hay que recalcar las recomendaciones que mencionan, al respecto dice:

> Tener siempre en mente el algoritmo, no establecer como verdad absoluta el resultado de un examen radiológico, tal como hacen algunas aseguradoras de gastos médicos, en que la interpretación del estudio **[de la imagen en medicina]** decide si se realiza o no la cirugía, no podemos hacer responsable del diagnóstico al médico radiólogo, puesto que este no tiene la posibilidad de revisar al paciente, es de gran valor la experiencia del cirujano y se debe ir preparado a la cirugía para lo inesperado.

Por lo tanto las imágenes que se proporcionan para realizar estudios, todavía tienen que mejorarse para mostrar realmente lo que hay, y que las personas que dan lectura en las imágenes puedan leer los mínimos detalles.

Una imagen de calidad representa todo lo que pasa dentro del organismo, como: un desgarre, una diferente tonalidad, la dirección que tiene el fenómeno a estudiar, estos datos se muestran en los pacientes de diferentes formas, tamaños, colores, dependiendo como haya desarrollado su vida o que genética hereditaria tenga, y ayuda a los doctores para dar tratamientos acertados, pero mientras no exista el conocimiento al 100% de los tipos de cáncer, medicamentos y tecnologías para tratar a todas las personas que lo padecen, el

[23] Para mayor información consultar: https://www.youtube.com/watch?v=sN1gl_xAaLE consultado el 30 de enero de 2020 aquí se aprecia un ejemplo claro como las imágenes apoyan en la medicina, sin embargo, en última hora el doctor debe valerse de sus conocimientos.

descenso va a continuar, una opción que puede ayudar a los doctores a tener una visión más clara de los tumores es tomar imágenes a escala uno a uno, esto permite ver rápidamente el tamaño que tiene el tumor así como algunos detalles que a escala más pequeña no se alcanzan a ver, sin embargo implica gastar todavía más material, por lo tanto la opción pertinente es que se apoyen en las imágenes digitales donde tienen la posibilidad de agrandar y mover para ver zonas específicas.

Para tener un mejor entendimiento de las imágenes es ideal que se presenten como realmente son y no una forma llamémosle abstracta y a escalas de un solo color, la forma idónea sería mostrar cabalmente lo que hay, aquí el color es una fuente importante de la imagen porque las tonalidades del cuerpo dan una interpretación de lo que está pasando, ya sea en los ojos, secreción nasal, encías, dientes, lengua, piel, uñas, heces, orina, incluso esperma. Esto permite dar un diagnóstico para mostrar el estado del paciente, pero cuando es en su interior, la coloración que tiene está constituido por colores como: rojo, rosa y sus tonalidades hasta llegar a blanco, cuando existe una coloración diferente es porque hay una anomalía en la persona, por ejemplo un hematoma, muestra una anomalía dentro del cuerpo y se aprecia a partir de un color, generalmente va acompañado de una hinchazón, esta tonalidad diferente da inicios del padecimiento que puede tener, pero para saber realmente que está pasando es indispensable que se realicen estudios profundos a partir de imágenes.

La integración de los colores dificulta poder visualizar las imágenes, ya que las tonalidades semejantes, no dejan que se tenga una lectura clara, por lo tanto se apoyan de sustancias ajenas al cuerpo, como el caso de los estudios de pacientes con cáncer, requieren de una pigmentación en la sangre para tener una mejor lectura, para lograrlo aplican “medio de contraste” sustancia que ayuda a interpretar las anomalías que se desarrollan en el cuerpo.

En estos avances que se han hecho hay que destacar la investigación que se hace en Nueva Zelanda[24].

> Una empresa de Nueva Zelanda ha desarrollado un nuevo tipo de escáner que permite sacar radiografías en 3D y a todo color. La startup, llamada Mars Bioimaging, se ha basado en la tecnología de rastreo de partículas que se utiliza en el Large Hadron Collider, el acelerador de partículas del CERN.

Esta información se dio a conocer en el año 2018 en el medio informativo *La Vanguardia*, destaca que, a pesar de dar datos precisos, menciona que va a mejorar esos datos y más adelante pueden existir otros equipos mejores. Aquí existe una utopía en los equipos que se fabrican, porque se piensa que cuando se logre un conocimiento pleno del comportamiento de lo que está pasando en el interior de la persona, las maquinas van a ser capaz de realizar operaciones sin las intervenciones de las personas, y la evolución va a consistir en realizar la curación a partir de materiales inertes u orgánicos.

---

[24] Para mayor información véase: La vanguardia “Tu próxima radiografía podría ser en colores” https://www.lavanguardia.com/tecnologia/20180716/45933022495/proxima-radiografia-podria-ser-colores.html

Conclusión

La diversidad de acontecimientos que pasan en la ciudad es realmente asombrosa, las personas no viven, más bien sobreviven, hay que tomar en cuenta que México es un país tercermundista, por lo tanto; no solo es luchar contra la enfermedad, sino con todo el contexto que le rodea, como lo estresante que es tener que salir con miedo a la calle.

No se trata de buscar culpables ni de juzgar a los que hacen mal su trabajo, la problemática radica en todo lo que tienen que pasar los pacientes para tener una opción de curarse. Algunas veces se logra, principalmente cuando los tumores no son malignos, sin embargo implica un deber y compromiso de las autoridades correspondientes dar soluciones que propicie una mejor calidad de vida a los ciudadanos en todos los sectores donde interactúa. Mientras no exista un equilibrio igualitario ciudad-ciudadano la sociedad va a tener mínimos cambios de superación.

La cura para combatir el cáncer hace recordar las épocas en que se utilizaban serruchos para cortar extremidades y no se contaban con elementos desinfectantes, ya que los tratamientos no solo tratan de liquidar el cáncer, también repercute en otras partes del cuerpo. Para describirlo mencionan "envenenan tu cuerpo, se cae el cabellos, los dientes, descalcifica los huesos entre otras cosas." Aquí hay que menciona que es más dañino la enfermedad o la curación, si las personas no fallecen por el cáncer, fallecen por no aguantar las quimioterapias. Se han hecho avances para su curación, pero todavía falta mucho por recorrer.

A pesar de un conocimiento básico de lo que es un ser humano, implica una disciplina poder estudiarla profundamente, saber cada una de sus partes y como están constituidas, cuando un sector del cuerpo humano padece una dolencia el mismo organismo crea defensas para regenerarse. O incluso se dan medicamentos que ayudan a mejorarse, en este sentido las imágenes ayudan a explicar los microorganismos que afectan al ser humano, su tratamiento se soluciona con antisépticos. Pero cuando implica explorar las partes internas del ser humano para curar una anomalía, las imágenes se vuelven cruciales, ya sea para ver el comportamiento de la anomalía o durante el proceso de curación.

Cuando se apoya en el estudio de las imágenes va a ver ocasiones que se van a requerir de hacer una visualización completa y posteriormente la parte afectada, hay que tomar en cuenta que el cuerpo humano funciona como un elemento integrado por muchas partes, prácticamente funciona como un reloj, nada más que tiene la función de poder regenerarse cuando encuentra anomalías, hasta cierto límite. Ya cuando se encuentra el lugar específico de la anomalía, se requieren imágenes que puedan detallar lo más que se pueda, para saber la forma y el comportamiento que tiene.

Para tener una clara conclusión de lo que está pasando se realizan diferentes tipos de imágenes, es como no malgastar imágenes en donde no se requieren, claro también va a depender del tipo de imagen que se requiera, como ejemplo, una fractura limpia algunas veces solo requiere una radiografía para que se le de tratamiento, mientras otras enfermedades requieren de varias, como cuando se tiene cáncer y se quiere ver cuánto se ha propagado en el cuerpo.

Las imágenes son un complemento indispensable que permiten seguir el comportamiento de la anomalía y así diagnosticar medidas precautorias, pero su función no acaba ahí, también permiten servir de guía cuando se están haciendo los correctivos para su curación, como ejemplo cuando se encuentran en el quirófano, aquí a pesar de estar interactuando directamente con el paciente, también se apoyan de las imágenes para estar maniobrando dentro del organismo del ser humano, además puede ampliar la imagen para su mejor comprensión.

Para diagnosticar un resultado rápido sin tener que abrir al paciente para ver su interior, las imágenes que proporciona el equipo de ultrasonido son ideales, aquí hay que tener conocimientos de la anatomía humana para interpretar la imagen a parir de una representación gráfica monocromática. Una de las ventajas de las imágenes del ultrasonido, es que se pueden apreciar los movimientos internos. Mientras las imágenes por radiografías son estáticas, y en la mayoría de los casos solo se toman dos, una de vista frontal y la otra lateral.

Cuando se toman imágenes en tiempos largos, ya sea días o meses, permite ver la evolución que va teniendo la enfermedad a curar, así como su comportamiento dentro del organismo, generalmente se utilizan cuando se tiene cáncer. Incluso las imágenes también se utilizan cuando se está curando el paciente, para ver que todo esté funcionando correctamente. Como las cirugías, donde el cirujano a pesar de estar viendo la operación, también se apoya de una pantalla donde se puede ampliar la imagen. O cuando las mujeres se hacen un ultrasonido para ver cómo se va llevando a cabo su embarazo, aquí el especialista la mayor parte de la consulta se la pasa viendo las imágenes que están en el equipo, le ayudan para explicar al paciente como se va desarrollando, además de determinar el sexo antes de que nazca, ya como evidencia o recuerdo le proporcionan una imagen impresa a la paciente.

Pero si se requieren imágenes constantes para ver la forma que tienen las anomalías, están las tomografías también denominados escáner o TAC (tomografías axiales computarizadas) estas se utilizan si no se requiere mucha calidad de la imagen, pero si se quiere "excelente calidad" —entendiéndose cuando las imágenes están bien definidas en sus partes aunque se presenten monocromáticamente— se utilizan equipos de resonancia magnética. Aquí las imágenes tienen un papel importante en la interpretación adecuada del diagnóstico, entre mejor se entienda, proporcionara una solución más adecuada.

Las imágenes en el área de medicina son importantes, es una comunicación que permite entender el comportamiento del organismo del ser humano, si no existiera, sería difícil, incluso imposible dar tratamientos, además de ayudar a visualizar, ayudan a poder materializar lo que se ve, esto permite que se entienda mejor, tanto de forma como de dimensiones, permite a los cirujanos poder tener otro apoyo que facilite la cirugía, esto es capaz gracias a la tecnología de impresoras en 3d donde se pueden aprovechar las imágenes tomografías para materializarlas, —un caso particular se apreció cuando se estaba imprimiendo un cráneo donde se le iba a hacer una placa para cubrir un orifico que tenía, la idea principal consistía en darle forma a la placa y posteriormente en la cirugía colocarla adecuadamente.—

Conforme va avanzando la tecnología, también va avanzado las imágenes en la medicina, un ejemplo es el robot *Da Vinci* que hace cirugías a partir de imágenes que muestran lo que hay en tres dimensiones, además como factor principal puede aumentar el tamaño de la imagen hasta 10 veces[25], esto facilita la visualización del área a operar, incluso permite al cirujano estar sentado y retirado del paciente, además; solo se requiere de un ayudante. Otro avance considerable son las instituciones que ya imparten la carrera de licenciatura en radiología e imagenología. Donde la función principal es tener los conocimientos básicos de medicina pero también tener la herramientas que permitan utilizar aparatos tecnológicos que sirven para representar las imágenes cabalmente, ya que el uso de tecnología requiere de gente especializada para utilizarla, por lo tanto en la medicina la imagen no se crea, no se modifica, se interpreta a partir de la información que proporciona, ya sea digital o impresa y para lograrlo se necesita de personal capacitado.

---

[25] Vease youtube, Así funciona el robot Da Vinci, capaz de coser una herida humana - El Hormiguero 15/02/2017 https://www.youtube.com/watch?v=ZYJaf25ZEAo consultado 20/08/2019

Para poder lograr el entendimiento de una imagen no solo vasta que se visualice, se requiere que se agrande las partes importantes, incluso para tener una mejor comprensión se requiere que se utilicen aparatos que sean capaces de visualizar lo que el ojo humano no puede ver a simple vista. Las limitantes de las personas ocasionan que tengan que utilizar equipos sofisticados como microscopios, una herramienta más que sirve para poder contemplar imágenes médicas.

Bibliografía

- American Cancer Society (s/f) Tratamiento según la etapa de los sarcomas de tejidos blandos. Recuperado el 19 de agosto de 2019 de: https://www.cancer.org/es/cancer/sarcoma-de-tejidos-blandos/tratamiento/segun-la-etapa.html
- ECURED (s/f) Osteosarcoma. Recuperado el 05 de junio de 2019 de: https://www.ecured.cu/Osteosarcoma
- Frases (2018) Diferencias entre Ion e Isótopo. Recuperado el 28 mayo de 2019 de: https://www.frases333.com/diferencia-entre-ion-e-isotopo/
- Gob.mx (s/f) Políticas de ingreso para pacientes que solicitan cita de preconsulta. Recuperado el 31 de julio de 2019 de: http://www.incan.salud.gob.mx/interna/pacientes/ingreso-pacientes.html consultado 31/07/2019
- Gob.mx IMSS (2018) Convenio IMSS-INCAN, para fortalecer el registro nacional de cáncer. Recuperado el 30 de julio de 2019 de: http://www.imss.gob.mx/prensa/archivo/201810/253
- Gob.mx IMSS (2018) IMSS inaugura nuevas aulas de enseñanza en el hospital de Oncología del CMN Siglo XXI. Recuperado el 30 de julio de 2019 de: http://www.imss.gob.mx/prensa/archivo/201807/190
- Gobierno de México (2016) #Instituto de Cancerología (INCan) es el centro oncológico mejor equipado de América Latina. Recuperado el 30 de julio de 2019 de: https://www.gob.mx/salud/articulos/instituto-de-cancerologia-incan-es-el-centro-oncologico-mejor-equipado-de-america-latina

- Gonzalez (2018) ¡Cuidado! La resonancia magnética no es una verdad absoluta. Recuperado el 08 de septiembre de 2019 de: https://www.youtube.com/watch?v=sN1gl_xAaLE
- Imagenología (2014) ¿Qué es la imagenología? Recuperado el 03 de junio de 2019 de: https://webcache.googleusercontent.com/search?q=cache:a9luSHTvmQsJ:https://imagenologia.robustiana.com/15-que-es-la-imagenologia+&cd=1&hl=es&ct=clnk&gl=mx
- Imagenología (2014) ¿Qué es la imagenología? Recuperado el 07 de junio de 2019 de: https://webcache.googleusercontent.com/search?q=cache:a9luSHTvmQsJ:https://imagenologia.robustiana.com/15-que-es-la-imagenologia+&cd=1&hl=es&ct=clnk&gl=mx
- INCan (s/f) Sub Menú Red Centros Estatales, Ubicación, Pacientes. Recuperado el 31 de julio de 2019 de: http://incan-mexico.org/incan/incan.jsp?iu_p=/incan/pub/estatico/estatales/principal-estatales.xml consultado 31/07/2019
- Instituto Nacional de Estadística y Geografía (2018) Características de las defunciones registradas en México durante 2017 Recuperado el 31 de julio de 2019 de: https://www.inegi.org.mx/contenidos/saladeprensa/boletines/2018/EstSociedemo/DEFUNCIONES2017.pdf
- La vanguardia (2018) Tu próxima radiografía podría ser en colores. Recuperado el 08 de agosto de 2019 de: https://www.lavanguardia.com/tecnologia/20180716/45933022495/proxima-radiografia-podria-ser-colores.html

- Mayo Clinic (2019) Biopsia con aguja. Recuperado el 20 de noviembre de 2019 de: https://www.mayoclinic.org/es-es/tests-procedures/needle-biopsy/about/pac-20394749
- Misión (2006) Resultado de biopsia más rápidos con un nuevo panel de microscopios. Recuperado el 20 de agosto de 2019 de: https://www.nibib.nih.gov/espanol/ciencia-highlights/resultados-de-biopsia-mas-r%C3%A1pidos-con-un-nuevo-panel-de-microscopios
- Organización Munidal de la Salud (2016) Radiaciones ionizantes: efectos en la salud y medidas de protección. Recuperado el 30 de enero de 2020 de : https://www.who.int/es/news-room/fact-sheets/detail/ionizing-radiation-health-effects-and-protective-measures
- Resonancia Abierta Toreno (s/f) Qué es una resonancia. Recuperado el 29 enero de 2020 de: https://www.resonanciatoreno.com/que-es-una-resonancia.html
- Romero (s/f) Identifican el talón de Aquiles del cáncer, destruyen células cancerosas en tan solo 3 días gracias a una nueva técnica contra el cáncer. Recuperado el 14 de agosto de 2019 de: https://www.muyinteresante.es/salud/articulo/identifican-el-talon-de-aquiles-del-cancer-441510133135
- Wikipedia (2019) Radiación. Recuperado el 30 de enero de 2020 de: https://es.wikipedia.org/wiki/Radiaci%C3%B3n
- Youtube (2014) electrocardiografía básica (parte 1 / 4) Recuperado el 1 de octubre de 2019 de: https://www.youtube.com/watch?v=Xl4Hmm_dwew&t=320s

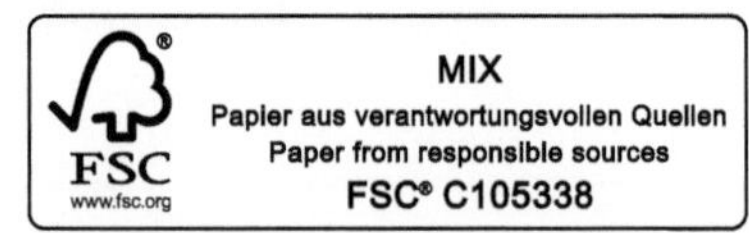

Printed by Books on Demand GmbH, Norderstedt / Germany